前　言

　　英文《DSM-5® 障碍定式临床检查》的临床版 (SCID-5-CV) 和研究版 (SCID-5-RV) 是美国精神医学学会根据《精神障碍诊断与统计手册 (第五版)》(以下简称 "DSM-5") 制定的一系列工具书, 以规范精神障碍诊断的过程, 从而提高其信度和效度。临床版包含了常见精神障碍的种类和亚型, 研究版则包含了更多的精神障碍种类和亚型, 还增加了主要诊断的标注。两个版本均适合在临床实践和科学研究中应用, 适用于对精神障碍患者、其他躯体疾病患者以及社区居民进行精神障碍的诊断。SCID-5-CV 的用户应该是熟悉 DSM-5 诊断标准的人, 可以是精神科医师, 也可以是心理学工作者、精神科护士、社会工作者或者其他相关专业人员。

　　为了推广 SCID-5-CV 在国内的使用, 我们翻译了《DSM-5® 障碍定式临床检查 (临床版) 访谈手册》 (以下简称 "访谈手册") 和《DSM-5® 障碍定式临床检查 (临床版) 用户指南》(以下简称 "用户指南")。我们在翻译过程中对访谈手册和用户指南进行了必要的调整, 并且对条目重新编号。另外, 在国外, 每检查一名患者, 需使用一本近百页的 SCID-5-CV 访谈手册, 这会耗费很多纸张, 且不方便在评估过程中跳转和记录。为了加强这套工具在中国的适用性并节约纸张, 我们制定了此记录单:《DSM-5® 障碍定式临床检查 (临床版) 记录单》。在使用 SCID-5-CV 的临床或流行病学调查项目中也可以使用此记录单。

　　我们在此记录单中也添加了一些与临床实践密切相关但不属于 SCID-5-CV 的内容: (1) 最近 1 个月社会功能的评估 (第 18 页); (2) 最近 1 个月生活质量评定表 (第 18 页); (3) 精神病家族史评定表 (第 19 页); (4) 求医方式评定表 (第 20 页)。检查者可以根据自己的需要, 有选择地使用这些评定表。

上海交通大学医学院附属精神卫生中心危机干预研究室

2020 年 12 月

U0246099

目　　录

概　述

我会询问一些你可能出现过的问题或困难。在我们进行谈话时，我要做一些记录。在我们开始之前，你还有什么问题吗？	
你现在多大年纪？	＿ ＿ 岁 P1
你和谁住在一起？	＿＿＿＿ P2
你目前住在什么样的房子里？	＿＿＿＿ P3
你从事哪方面的工作？	＿＿＿＿ P4
你一直做这方面的工作吗？	(1=是, 2=否) ＿ P5
你现在做有报酬的工作吗？	(1=是, 2=否) ＿ P6
➤ 若是: 你工作是兼职还是全职？	(1=全职, 2=兼职) ＿ P7
若是兼职: 你通常每周工作多少个小时？	＿ ＿ ＿ 小时 P8
你为什么做兼职而不是全职工作？	＿＿＿＿ P9
➤ 若否: 你上次做有报酬的工作是什么时候？	(若从无, 填满'8') ＿ ＿ ＿ ＿ 年 ＿ ＿ 月 P10,P11
你现在为什么不工作？	＿＿＿＿ P12
你现在怎么养活自己？	＿＿＿＿ P13
你任何时候有过一段时间不能工作或学习吗？	(1=是, 2=否) ＿ P14
若是: 那是什么情况？	＿＿＿＿ P15
你目前有接受残疾补贴吗？	(1=是, 2=否) ＿ P16
若是: 你因为什么原因而接受残疾补贴？	＿＿＿＿ P17

现病史	
这次是什么原因让你来这里的？ (一直困扰你的主要问题是什么？)	＿＿＿＿ P18
当这个问题出现时，你的生活是怎样的？	＿＿＿＿ P19
你上一次感觉还好，即通常的状态，是什么时候？	＿ ＿ ＿ ＿ 年 ＿ ＿ 月 P20,P21

1

治疗史

注: 概述部分旨在确定个体终身精神病理学的"全貌"。避免过度陷入细节。针对主要的既往发作, 确定症状、用药、其他治疗 ("针对那种情况, 你接受了什么治疗?"), 以及大致的开始和消失时间 ("它是什么时候开始的? 你什么时候感觉好些了?")。如果有几个独立的疗程或治疗情况复杂, 在下方的"治疗史记录表"中填写。

你第一次因为情绪或者精神问题寻求他人帮助是什么时候?	__ __ __ __ **年**__ __**月** (如未有过这种情况, 填满 '8')	P22,P23
若求助过: **当时是什么情况? 你接受了什么治疗? 你服用了什么药物?**	_____ _____	P24
你曾经接受过酒精或者药物依赖方面的治疗吗?	(1=是, 2=否) ___	P25
若是: **那是什么时候发生的? 那是什么情况? 你接受了什么治疗?**	_____ _____	P26
你曾经住过精神病院或综合医院的精神科病房多少次?	__ __ **次** (如未住过精神病院, 填 '00')	P27
若住过: **你是因为什么问题住院的呢?** *若该患者未充分回答这个问题, 委婉地质疑, 例如:* **没有其他原因了吗? 人们通常不会因为仅仅感觉到(疲惫/紧张/自用词)就去精神病医院。**	_____ _____ _____ _____	P28

治疗史记录表

就诊时间 年 /月	描述(症状, 触发事件)	治疗和结果	
/			P29—P32
/			P33—P36
/			P37—P40
/			P41—P44
/			P45—P48
/			P49—P52
/			P53—P56
/			P57—P60
/			P61—P64
/			P65—P68

躯体问题	
你现在的身体健康状况如何，有任何问题吗？	(1=是, 2=否) ___ P69
若是：**那是什么问题？**	_____ P70
你曾经因为躯体疾病住过院吗？	(1=是, 2=否) ___ P71
若是：**那是什么情况？**	_____ P72
你是否正在服用药物、维生素或其他营养补充剂（除了那些你已经告诉我的）？	(1=是, 2=否) ___ P73
若是：**你在服用什么？剂量如何？**	_____ P74
自杀观念和计划	
你曾经希望自己死去或者希望自己可以长睡不醒吗？	(1=是, 2=否) ___ P75
➡ *若否*：*跳至"自杀未遂"*（见下页）。	
➡ *若是*：**跟我讲一讲。**	_____ P76
在最近 1 周内（包括今天），你有过这种想法吗？	(1=是, 2=否) ___ P77
➡ *若否，跳至"自杀未遂"*（见下页）。	
➡ *若是，检查意图:*	
在最近 1 周内的任何时候，你有过自杀的强烈冲动或尝试自杀的意图吗？	(1=是, 2=否) ___ P78
若是：**跟我讲一讲。**	_____ P79
在最近 1 周内，你想过你会<u>怎样</u>具体实施吗？	(1=是, 2=否) ___ P80
若是：**能告诉我你想怎么做吗？**	_____ P81
当你想自杀时，你想过需要做什么准备吗？	(1=是, 2=否) ___ P82
若是：**你有条件这么做吗？**	(1=是, 2=否) ___ P83
跟我讲一讲。	_____ P84

自杀未遂

在你一生的任何时候，你尝试过自杀吗？　　　　　　　　　　(1=是, 2=否) ___　P85

➤ 若否: **你曾经故意伤害过自己吗？**　　　　　　　　　　(1=是, 2=否) ___　P86

　　　若否: *跳至"其他目前问题"*（见下）。

➤ 若是: **你做了什么？（能告诉我发生了什么事**
　　　　吗?）你当时在尝试结束自己的生命吗？　_____　P87
　　　　　　_____
　　　　　　_____

你有过多少次故意自伤或自杀行为？　　　　　　　　___ ___ 次　P88

有最严重医学后果的那次故意自伤或自杀行为是在
什么时候？　　　　　　___ ___ ___ ___ 年___ ___月　P89,P90

（若仅有 1 次，填该次的年月；若有多次，按照需要
急诊、住院或重症监护等情况确定最严重的那次。）

在最近 1 周内（包括今天），你有过任何故意自伤或
自杀行为吗？　　　　　　　　　　　　　　　(1=是, 2=否) ___　P91

其他目前问题

在最近 1 个月内，你在工作、家庭、人际关系或其
他方面有问题吗？　　　　　　　　　　　　　(1=是, 2=否) ___　P92

　　　若是: **跟我讲一讲。**
　　　　　　_____　P93

在最近 1 个月内，你的心情怎么样？　_____　P94

在最近12个月内，你是否喝过酒？　　　　　　(1=是, 2=否) ___　P95

　　若是: **在最近 12 个月内有多少天喝过酒？**　___ ___ ___天　P96

　　　　在这些天里，你喝什么酒，每天喝多少？　_____　P97

　　　　你通常是独自喝还是有别人在场时喝？　(1=独自, 2=有他人在场) ___　P98

　　　　　若有别人在场: **通常有谁在场？**
　　　　　　_____　P99

在最近 12 个月内，你用过任何非法的或者娱乐性
的物质吗？　　　　　　　　　　　　　　　(1=是, 2=否) ___　P100

在最近 12 个月内，你有没有超过处方量地服用处
方药、提前吃完你的药物或非法使用处方药？　(1=是, 2=否) ___　P101

诊断标准评估结果

A.心境发作

目前重性抑郁发作

A1	否	是
A2	否	是
A3	否	是
A4	否	是
A5	否	是
A6	否	是
A7	否	是
A8	否	是
A9	否	是
A10	否	是
A11	否	是
A12	否	是
前发作 A13	否	是

A14 _____

_____

A15	_ _ _ _ _年
A16	_ _月
A17	_ _次

既往重性抑郁发作

A18	否	是
A19	否	是
A20	否	是
A21	否	是
A22	否	是
A23	否	是
A24	否	是
A25	否	是
A26	否	是
A27	否	是
A28	否	是

A29	否	是
A30	否	是
A31	否	是
既往发作 A32	否	是
A33	_____

_____

A34	否	是
A35	_ _ _ _ _年
A36	_ _月
A37	_ _次

目前躁狂发作

A38	否	是
A39	否	是
A40	否	是
A41	否	是
A42	否	是
A43	否	是
A44	否	是
A45	否	是
A46	否	是
A47	否	是
A48	否	是
目前发作 A49	否	是
A50	_____

_____

A51	_ _ _ _ _年
A52	_ _月
A53	_ _次

目前轻躁狂发作

A54	否	是
A55	否	是
A56	否	是
A57	否	是
A58	否	是
A59	否	是
A60	否	是
A61	否	是
A62	否	是
A63	否	是
A64	否	是
A65	否	是
目前发作 A66	否	是
A67	_____

_____

A68	_ _ _ _ _年
A69	_ _月
A70	_ _次

既往躁狂发作

A71	否	是
A72	否	是
A73	否	是
A74	否	是
A75	否	是
A76	否	是
A77	否	是
A78	否	是
A79	否	是
A80	否	是
A81	否	是

A82	否	是
A83	否	是
既往发作 A84	否	是
A85	_____

_____

A86	否	是
A87	_ _ _ _ _年
A88	_ _月
A89	_ _次

既往轻躁狂发作

A90	否	是
A91	否	是
A92	否	是
A93	否	是
A94	否	是
A95	否	是
A96	否	是
A97	否	是
A98	否	是
A99	否	是
A100	否	是
A101	否	是
A102	否	是
A103	否	是
A104	否	是
既往发作 A105	否	是
A106	_____

_____

A107	否	是
A108	_ _ _ _ _年
A109	_ _月
A110	_ _次

A.心境发作

| 持续性抑郁障碍 |

A111　否　　是

A112　否　　是

A113　否　　是

A114　否　　是

A115　否　　是

A116　否　　是

A117　否　　是

A118　否　　是

A119　否　　是

A120　否　　是

A121　否　　是

A122　否　　是

A123　_____

_____

A124　否　　是

B.精神病性及相关症状

| 妄想 |

B1　　否　　是

B2　_____

_____

B3　　否　　是

B4　_____

_____

B5　　否　　是

B6　_____

_____

B7　　否　　是

B8　_____

_____

B9　　否　　是

B10　_____

_____

B11　否　　是

B12　_____

_____

B13　否　　是

B14　_____

_____

B15　否　　是

B16　_____

_____

B17　否　　是

B18　_____

_____

B19　否　　是

B20　_____

_____

B21　否　　是

B22　_____

_____

B23　否　　是

B24　_____

_____

B25　否　　是

B26　_____

| 幻觉 |

B27　否　　是

B28　_____

_____

B29　否　　是

B30　_____

_____

B31　否　　是

B32　_____

B33　否　　是

B34　_____

_____

B35　否　　是

B36　_____

_____

B37　否　　是

B38　_____

| 言语紊乱、紊乱的和紧张症的行为 |

B39　否　　是

B40　_____

_____

B41　否　　是

B42　_____

_____

B43　否　　是

B44　_____

_____

| 阴性症状 |

B45　否　　是

B46　否　　是

B47　否　　是

B48　否　　是

C.精神病性障碍的鉴别诊断

C1	否	是
C2	否	是

精神分裂症

C3	否	是
C4	否	是
C5	否	是
C6	否	是
C7	否	是
C8	_____

精神分裂样障碍

C9	否	是
C10	否	是
C11	_____

分裂情感性障碍

C12	否	是
C13	否	是
C14	否	是
C15	否	是
C16	_____

妄想障碍

C17	否	是
C18	否	是
C19	否	是
C20	否	是
C21	否	是
C22	_____

C23	否	是

短暂精神病性障碍

C24	否	是
C25	否	是
C26	否	是
C27	_____

其他特定/未特定精神分裂症谱系及精神病性障碍

C28	否	是
C29	否	是
C30	否	是
C31	_____

精神病性障碍时序

C32	否	是
C33	否	是
C34	(1, 2)	___
C35	否	是
C36	(1, 2)	___
C37	否	是
C38	否	是
C39	否	是
C40	(1, 2)	___
C41	_____
C42	否	是

D.心境障碍的鉴别诊断

D1	否	是

双相 I 型障碍

D2	否	是
D3	否	是
D4	(1—4)	___

双相 II 型障碍

D5	否	是
D6	否	是
D7	否	是
D8	(1, 2)	___

其他特定/未特定双相及相关障碍

D9	否	是
D10	否	是
D11	否	是
D12	_____

重性抑郁障碍

D13	否	是
D14	否	是
D15	否	是
D16	(1, 2)	___

其他特定/未特定抑郁障碍

D17	否	是
D18	否	是
D19	否	是
D20	_____

双相障碍时序

D21	__ __岁	
D22	否	是
D23	(1, 2)	___
D24	(1—4)	___
D25	否	是
D26	(1, 2)	___
D27	(1—4)	___
D28	否	是
D29	(1, 2)	___
D30	否	是
D31	否	是
D32	(1, 2)	___
D33	否	是
D34	(1, 2)	___
D35	(1—4)	___
D36	否	是
D37	(1, 2)	___
D38	_____
D39	否	是

抑郁障碍时序

D40	__ __岁	
D41	否	是
D42	(1, 2)	___
D43	(1—4)	___
D44	否	是
D45	(1, 2)	___
D46	_____
D47	否	是

E.物质使用障碍

最近 12 个月酒精使用障碍

E1	否	是
E2	否	是
E3	否	是
E4	否	是
E5	否	是
E6	否	是
E7	否	是
E8	否	是
E9	否	是
E10	否	是
E11	否	是
E12	否	是
E13	否	是
E14	(1—3) ___	

最近 12 个月非酒精物质使用障碍扫描

E15	否	是
E16	_____	
E17	否	是
E18	_____	
E19	否	是
E20	_____	
E21	否	是
E22	_____	
E23	否	是
E24	_____	
E25	否	是

E26	_____	
E27	否	是
E28	_____	
E29	否	是
E30	_____	
E31	否	是
E32	_____	
E33	否	是
E34	_____	
E35	否	是
E36	_____	
E37	否	是
E38	_____	
E39	否	是
E40	_____	
E41	否	是
E42	_____	
E43	否	是
E44	_____	
E45	否	是
E46	_____	
E47	否	是

最近 12 个月非酒精物质使用障碍

E48	否	是
E49	否	是
E50	否	是
E51	否	是
E52	否	是
E53	否	是
E54	否	是
E55	否	是
E56	否	是
E57	否	是
E58	否	是
E59	否	是
E60	否	是
E61	(1—3)	
E62	_____	
E63	(1—3)	
E64	_____	
E65	(1—3)	
E66	_____	
E67	(1—3)	
E68	_____	
E69	(1—3)	
E70	_____	

E71	(1—3)	_
E72	_____	
E73	(1—3)	_
E74	_____	
E75	(1—3)	_
E76	_____	

F.焦虑障碍

终身惊恐障碍

F1	否	是
F2	否	是
F3	否	是
F4	否	是
F5	否	是
F6	否	是
F7	否	是
F8	否	是
F9	否	是
F10	否	是
F11	否	是
F12	否	是
F13	否	是
F14	否	是
F15	否	是
F16	否	是
F17	否	是
F18	否	是
F19	否	是
F20	否	是
F21	否	是
F22	_____	
F23	否	是
F24	否	是

目前广场恐惧症

F25	否	是
F26	否	是
F27	否	是
F28	否	是
F29	否	是
F30	否	是

F31	否	是
F32	否	是
F33	否	是

目前社交焦虑障碍

F34	否	是
F35	否	是
F36	否	是
F37	否	是
F38	否	是
F39	否	是
F40	否	是
F41	否	是
F42	_____	
F43	否	是
F44	否	是

目前广泛性焦虑障碍

F45	否	是
F46	否	是
F47	否	是
F48	否	是
F49	否	是
F50	否	是
F51	否	是
F52	否	是
F53	否	是
F54	否	是
F55	否	是
F56	_____	
F57	否	是

G.强迫症和创伤后应激障碍

目前强迫症

G1	否	是
G2	否	是
G3	否	是
G4	否	是
G5	否	是
G6	否	是
G7	否	是
G8	_____	
G9	否	是

终身创伤史

G10	否	是
G11	否	是
G12	否	是
G13	否	是
G14	否	是
G15	否	是
G16	_____	
G17	否	是

G18	_____	
G19	否	是
G20	否	是
G21	否	是
G22	否	是
G23	否	是
G24	否	是
G25	(1—4) ___	
G26	__ __岁	
G27	(1, 2) ___	

G28	_____	
G29	否	是
G30	否	是
G31	否	是
G32	否	是
G33	否	是
G34	否	是
G35	(1—4) ___	
G36	__ __岁	
G37	(1, 2) ___	
G38	_____	
G39	否	是
G40	否	是
G41	否	是
G42	否	是
G43	否	是
G44	否	是
G45	(1—4) ___	
G46	__ __岁	
G47	(1, 2) ___	

9

G.强迫症和创伤后应激障碍

创伤后应激障碍		
G48	否	是
G49	(1—3) ___	
G50	否	是
G51	否	是
G52	否	是
G53	否	是
G54	否	是
G55	否	是
G56	否	是
G57	否	是
G58	否	是
G59	否	是
G60	否	是
G61	否	是
G62	否	是
G63	否	是
G64	否	是
G65	否	是
G66	否	是
G67	否	是
G68	否	是
G69	否	是
G70	否	是
G71	否	是
G72	否	是
G73	否	是
G74	否	是
G75	否	是
G76	否	是
G77	否	是
G78	否	是
G79	否	是
G80	否	是

G81	否	是
G82	否	是
G83	否	是
G84	否	是
G85	否	是
G86	否	是
G87	否	是
G88	否	是
G89	否	是
G90	否	是
G91	否	是
G92	否	是
G93	否	是
G94	否	是
G95	否	是
G96	否	是
G97	否	是
G98	否	是
G99	否	是
G100	否	是
G101	否	是
G102	否	是
G103	否	是

H.成人注意缺陷/多动障碍

H1	否	是
H2	否	是
H3	否	是
H4	否	是
H5	否	是
H6	否	是
H7	否	是
H8	否	是
H9	否	是
H10	否	是
H11	否	是
H12	否	是
H13	否	是
H14	否	是
H15	否	是
H16	否	是
H17	否	是
H18	否	是
H19	否	是
H20	否	是
H21	否	是
H22	否	是
H23	否	是
H24	否	是
H25	否	是
H26	否	是
H27	(1—3) ___	

I.扫描其他目前障碍

I1	否	是
I2	否	是
I3	否	是
I4	否	是
I5	否	是
I6	否	是
I7	否	是
I8	否	是
I9	否	是
I10	否	是
I11	否	是
I12	否	是
I13	否	是
I14	否	是
I15	否	是
I16	否	是
I17	否	是
I18	否	是
I19	否	是
I20	否	是
I21	否	是
I22	否	是
I23	否	是
I24	否	是
I25	否	是
I26	否	是

J.适应障碍

J1	否	是
J2	_____	
	_____	
J3	F__ __ . __	
J4	_____	
	_____	
J5	F__ __ . __	
J6	_____	
	_____	
J7	F__ __ . __	
J8	_____	
	_____	
J9	F__ __ . __	
J10	否	是
J11	否	是
J12	否	是
J13	否	是
J14	否	是
J15	否	是
J16	(1—6) ___	

SCID-5-CV 诊断总评分表

(注: 圈出所有符合诊断标准的调查结果。)

精神分裂症谱系及其他精神病性障碍

诊断分类/特定诊断	ICD-10 编码	调查结果 (存在诊断画圈)	
精神分裂症 (第 66 页/**C32**)	F20.9	目前	既往	X1, X2
精神分裂样障碍 (第 66 页/**C33**)	F20.8	目前	既往	X3, X4
分裂情感性障碍 (第 66 页/**C35**)				
—*双相型* (*第 66 页/**C36***)	F25.0	目前	既往	X5, X6
—*抑郁型* (*第 66 页/**C36***)	F25.1	目前	既往	X7, X8
妄想障碍 (第 67 页/**C37**)	F22.0	目前	既往	X9, X10
短暂精神病性障碍 (第 67 页/**C38**)	F23.8	目前	既往	X11, X12
由于其他躯体疾病所致的精神病性障碍 (第 59 页/**C7**, 第 60 页/**C10**, 第 61 页/**C15**, 第 63 页/**C21**, 第 64 页/**C26**, 第 65 页/**C30**) (标明特定疾病:_____)				X13
—以妄想为主要表现	F06.2	终身		X14
—以幻觉为主要表现	F06.0	终身		X15
物质/药物所致的精神病性障碍 (第 59 页/**C7**, 第 60 页/**C10**, 第 61 页/**C15**, 第 63 页/**C21**, 第 64 页/**C26**, 第 65 页/**C30**) (标明特定物质/药物: _____)	F___.__ (输入编码)	终身		X16, X17 / X18
其他特定/未特定精神分裂症谱系及其他精神病性障碍 (第 67 页/**C39**)				
—*其他特定* (*第 67 页/**C40***): _____	F28	目前	既往	X19 - X21
—*未特定* (*第 67 页/**C40***)	F29	目前	既往	X22, X23

双相及相关障碍

诊断分类/特定诊断	ICD-10 编码	调查结果 (存在诊断画圈)	
双相 I 型障碍			
双相 I 型障碍, 目前或最近躁狂发作 (第 74 页/**D22**)			
—*目前躁狂发作, 轻度* (*第 74 页/**D24***)	F31.1	目前	X24
—*目前躁狂发作, 中度* (*第 74 页/**D24***)	F31.1	目前	X25
—*目前躁狂发作, 重度* (*第 74 页/**D24***)	F31.1	目前	X26
—*目前躁狂发作, 伴精神病性特征* (*第 74 页/**D24***)	F31.2	目前	X27
—*最近躁狂发作, 部分缓解* (*第 74 页/**D23***)	F31.7	既往	X28
—*最近躁狂发作, 完全缓解* (*第 74 页/**D23***)	F31.7	既往	X29

双相及相关障碍（续）

诊断分类/特定诊断	ICD-10 编码	调查结果（存在诊断画圈）		
双相 I 型障碍，目前或最近重性抑郁发作 (第 75 页/**D25**)				
一目前抑郁发作，轻度 (第 75 页/**D27**)	F31.3	目前		X30
一目前抑郁发作，中度 (第 75 页/**D27**)	F31.3	目前		X31
一目前抑郁发作，重度 (第 75 页/**D27**)	F31.4	目前		X32
一目前抑郁发作，伴精神病性特征 (第 75 页/**D27**)	F31.5	目前		X33
一最近抑郁发作，部分缓解 (第 75 页/**D26**)	F31.7	既往		X34
一最近抑郁发作，完全缓解 (第 75 页/**D26**)	F31.7	既往		X35
双相 I 型障碍，目前或最近轻躁狂发作 (第 76 页/**D28**)				
一目前轻躁狂发作 (第 76 页/**D28**)	F31.0	目前		X36
一最近轻躁狂发作，部分缓解 (第 76 页/**D29**)	F31.7	既往		X37
一最近轻躁狂发作，完全缓解 (第 76 页/**D29**)	F31.7	既往		X38
双相 I 型障碍，目前或最近未特定发作 (第 76 页/**D30**)	F31.9	目前	既往	X39, X40
双相 II 型障碍				
双相 II 型障碍，目前或最近轻躁狂发作 (第 76 页/**D31**)				
一目前轻躁狂发作 (第 76 页/**D31**)	F31.8	目前		X41
一最近轻躁狂发作，部分缓解 (第 76 页/**D32**)	F31.8	既往		X42
一最近轻躁狂发作，完全缓解 (第 76 页/**D32**)	F31.8	既往		X43
双相 II 型障碍，目前或最近重性抑郁发作 (第 77 页/**D33**)				
一目前抑郁发作，轻度 (第 77 页/**D35**)	F31.8	目前		X44
一目前抑郁发作，中度 (第 77 页/**D35**)	F31.8	目前		X45
一目前抑郁发作，重度 (第 77 页/**D35**)	F31.8	目前		X46
一目前抑郁发作，伴精神病性特征 (第 77 页/**D35**)	F31.8	目前		X47
一最近抑郁发作，部分缓解 (第 77 页/**D34**)	F31.8	既往		X48
一最近抑郁发作，完全缓解 (第 77 页/**D34**)	F31.8	既往		X49
由于其他躯体疾病所致的双相及相关障碍 (第 29 页/**A49**，第 33 页/**A66**，第 38 页/**A84**，第 43 页/**A105**，第 71 页/**D11**) (标明特定疾病:_____)				X50
一伴躁狂特征 (不完全符合躁狂或轻躁狂发作的诊断标准)	F06.3	终身		X51
一伴躁狂或轻躁狂样发作 (符合躁狂发作诊断标准 D 以外的或轻躁狂发作诊断标准 F 以外的其他诊断标准)	F06.3	终身		X52
一伴混合特征 (还存在抑郁症状，但在临床表现中不占主导地位)	F06.3	终身		X53
物质/药物所致的双相及相关障碍 (第 29 页/**A49**，第 33 页/**A66**，第 38 页/**A84**，第 43 页/**A105**，第 71 页/**D11**) (标明特定物质/药物:_____)	F＿＿.＿ (输入编码)	终身		X54, X55 X56
其他特定/未特定双相及相关障碍 (第 77 页/**D36**)				
一其他特定 (第 77 页/**D37**):_____	F31.8	目前	既往	X57 - X59
一未特定 (第 77 页/**D37**)	F31.9	目前	既往	X60, X61

抑郁障碍

诊断分类/特定诊断	ICD-10 编码	调查结果 (存在诊断画圈)		
重性抑郁障碍，单次发作 (第 78 页/**D41**)				
—*轻度*（*目前*）(第 78 页/**D43**)	F32.0	目前		X62
—*中度*（*目前*）(第 78 页/**D43**)	F32.1	目前		X63
—*重度*（*目前*）(第 78 页/**D43**)	F32.2	目前		X64
—*伴精神病性特征*（*目前*）(第 78 页/**D43**)	F32.3	目前		X65
—*部分缓解* (第 78 页/**D42**)	F32.9	既往		X66
—*完全缓解* (第 78 页/**D42**)	F32.9	既往		X67
重性抑郁障碍，反复发作 (第 78 页/**D41**)				
—*轻度*（*目前*）(第 78 页/**D43**)	F33.0	目前		X68
—*中度*（*目前*）(第 78 页/**D43**)	F33.1	目前		X69
—*重度*（*目前*）(第 78 页/**D43**)	F33.2	目前		X70
—*伴精神病性特征*（*目前*）(第 78 页/**D43**)	F33.3	目前		X71
—*部分缓解* (第 78 页/**D42**)	F33.4	既往		X72
—*完全缓解* (第 78 页/**D42**)	F33.4	既往		X73
持续性抑郁障碍 (最近 2 年) (第 46 页/**A124**)	F34.1	目前		X74
由于其他躯体疾病所致的抑郁障碍 (第 19 页/**A13**，第 24 页/**A32**，第 45 页/**A122**，第 73 页/**D19**) (标明特定疾病:_____)				X75
—*伴抑郁特征* (不完全符合一次重性抑郁的诊断标准)	F06.3	终身		X76
—*伴重性抑郁样发作* (符合重性抑郁发作诊断标准 C 以外的其他诊断标准)	F06.3	终身		X77
—*伴混合特征* (还存在躁狂或轻躁狂症状，但在临床表现中不占主导地位)	F06.3	终身		X78
物质/药物所致的抑郁障碍 (第 19 页/**A13**，第 24 页/**A32**，第 45 页/**A122**，第 73 页/**D19**) (标明特定物质/药物: _____)	F__.__ (输入编码)	终身		X79, X80 X81
其他特定/未特定抑郁障碍 (第 78 页/**D44**)				
—*其他特定* (第 78 页/**D45**):_____	F32.8	目前	既往	X82 – X84
—*未特定* (第 78 页/**D45**)	F32.9	目前	既往	X85, X86

物质使用障碍（最近 12 个月）

诊断分类/特定诊断	ICD-10 编码	调查结果 (存在诊断画圈)	
酒精使用障碍 (第 82 页/E13)			
一轻度 (第 82 页/E14)	F10.1	最近 12 个月	X87
一中度 (第 82 页/E14)	F10.2	最近 12 个月	X88
一重度 (第 82 页/E14)	F10.2	最近 12 个月	X89
镇静剂、催眠药或抗焦虑药使用障碍 (第 92 页/E61) (使用的特定物质:_____)			X90
一轻度 (第 92 页/E61)	F13.1	最近 12 个月	X91
一中度 (第 92 页/E61)	F13.2	最近 12 个月	X92
一重度 (第 92 页/E61)	F13.2	最近 12 个月	X93
大麻使用障碍 (第 92 页/E63) (使用的特定物质:_____)			X94
一轻度 (第 92 页/E63)	F12.1	最近 12 个月	X95
一中度 (第 92 页/E63)	F12.2	最近 12 个月	X96
一重度 (第 92 页/E63)	F12.2	最近 12 个月	X97
兴奋剂使用障碍 — 苯丙胺类物质使用障碍 (第 92 页/E65) (使用的特定物质:_____)			X98
一轻度 (第 92 页/E65)	F15.1	最近 12 个月	X99
一中度 (第 92 页/E65)	F15.2	最近 12 个月	X100
一重度 (第 92 页/E65)	F15.2	最近 12 个月	X101
兴奋剂使用障碍 — 可卡因使用障碍 (第 92 页/E65)			
一轻度 (第 92 页/E65)	F14.1	最近 12 个月	X102
一中度 (第 92 页/E65)	F14.2	最近 12 个月	X103
一重度 (第 92 页/E65)	F14.2	最近 12 个月	X104
兴奋剂使用障碍 — 其他兴奋剂使用障碍 (第 92 页/E65) (使用的特定物质:_____)			X105
一轻度 (第 92 页/E65)	F15.1	最近 12 个月	X106
一中度 (第 92 页/E65)	F15.2	最近 12 个月	X107
一重度 (第 92 页/E65)	F15.2	最近 12 个月	X108

物质使用障碍(最近 12 个月) (续)

诊断分类/特定诊断	ICD-10 编码	调查结果 (存在诊断画圈)	
阿片类物质使用障碍 (第 92 页/E67) (使用的特定物质:_____)			X109
一轻度 (第 92 页/E67)	F11.1	最近 12 个月	X110
一中度 (第 92 页/E67)	F11.2	最近 12 个月	X111
一重度 (第 92 页/E67)	F11.2	最近 12 个月	X112
苯环利定及相关物质使用障碍 (第 92 页/E69) (使用的特定物质:_____)			X113
一轻度 (第 92 页/E69)	F16.1	最近 12 个月	X114
一中度 (第 92 页/E69)	F16.2	最近 12 个月	X115
一重度 (第 92 页/E69)	F16.2	最近 12 个月	X116
其他致幻剂使用障碍 (第 92 页/E71) (使用的特定物质:_____)			X117
一轻度 (第 92 页/E71)	F16.1	最近 12 个月	X118
一中度 (第 92 页/E71)	F16.2	最近 12 个月	X119
一重度 (第 92 页/E71)	F16.2	最近 12 个月	X120
吸入剂使用障碍 (第 92 页/E73) (使用的特定物质:_____)			X121
一轻度 (第 92 页/E73)	F18.1	最近 12 个月	X122
一中度 (第 92 页/E73)	F18.2	最近 12 个月	X123
一重度 (第 92 页/E73)	F18.2	最近 12 个月	X124
其他 (或未知) 物质使用障碍 (第 92 页/E75) (使用的特定物质:_____)			X125
一轻度 (第 92 页/E75)	F19.1	最近 12 个月	X126
一中度 (第 92 页/E75)	F19.2	最近 12 个月	X127
一重度 (第 92 页/E75)	F19.2	最近 12 个月	X128

其他障碍

诊断分类/特定诊断	ICD-10 编码	调查结果 (存在诊断画圈)	
惊恐障碍 (第 99 页/**F24**)	F41.0	目前 | 既往	X129, X130
广场恐惧症 (最近 6 个月) (第 102 页/**F33**)	F40.0	目前	X131
社交焦虑障碍 (最近 6 个月) (第 105 页/**F44**)	F40.1	目前	X132
广泛性焦虑障碍 (最近 6 个月) (第 108 页/**F57**)	F41.1	目前	X133
强迫症 (最近 1 个月) (第 112 页/**G9**)	F42.9	目前	X134
创伤后应激障碍 (第 126 页/**G103**)	F43.1	目前 | 既往	X135, X136
注意缺陷/多动障碍 (最近 6 个月) (第 132 页/**H26**)			
一混合表现 (第 132 页/**H27**)	F90.9	目前	X137
一主要表现为注意缺陷 (第 132 页/**H27**)	F90.0	目前	X138
一主要表现为多动/冲动 (第 132 页/**H27**)	F90.1	目前	X139
适应障碍 (最近 6 个月) (第 138 页/**J15**)			
一伴抑郁心境 (第 138 页/**J16**)	F43.2	目前	X140
一伴焦虑 (第 138 页/**J16**)	F43.2	目前	X141
一伴混合性焦虑和抑郁心境 (第 138 页/**J16**)	F43.2	目前	X142
一伴行为紊乱 (第 138 页/**J16**)	F43.2	目前	X143
一伴混合性情绪和行为紊乱 (第 138 页/**J16**)	F43.2	目前	X144
一未特定 (第 138 页/**J16**)	F43.2	目前	X145
由于其他躯体疾病所致的焦虑障碍 (第 98 页/**F21**, 第 105 页/**F41**, 第 108 页/**F55**) (标明特定疾病:_____)	F06.4	终身	X146, X147
物质/药物所致的焦虑障碍 (第 98 页/**F21**, 第 105 页/**F41**, 第 108 页/**F55**) (标明特定物质/药物:_____)	F___.___ (输入编码)	终身	X148, X149 X150
由于其他躯体疾病所致的强迫及相关障碍 (第 112 页/**G7**) (标明特定疾病:_____)	F06.8	目前	X151 X152
物质/药物所致的强迫及相关障碍 (第 112 页/**G7**) (标明特定物质/药物:_____)	F___.___ (输入编码)	目前	X153, X154 X155
其他 DSM-5 障碍 (第 137 页/**J2, J3**) (标明:_____)	F___.___ (输入编码)	目前	X156, X157 X158
其他 DSM-5 障碍 (第 137 页/**J4, J5**) (标明:_____)	F___.___ (输入编码)	目前	X159, X160 X161
其他非 DSM-5 障碍 (第 137 页/**J6, J7**) (标明:_____)	F___.___ (输入编码)	目前	X162, X163 X164
其他非 DSM-5 障碍 (第 137 页/**J8, J9**) (标明:_____)	F___.___ (输入编码)	目前	X165, X166 X167

扫描障碍（仅目前）

诊断分类/特定诊断	ICD-10 编码	调查结果 (存在诊断画圈)	
经前期烦躁障碍 (第 133 页/**I2**)	F38.8	目前	X168
特定恐惧症 (第 133 页/**I3 – I10**)			
—动物型 (第 133 页/**I3**)	F40.2	目前	X169
—自然环境型 (第 133 页/**I4**)	F40.2	目前	X170
—血液型 (第 133 页/**I5**)	F40.2	目前	X171
—注射和输液型 (第 133 页/**I6**)	F40.2	目前	X172
—其他医疗服务型 (第 133 页/**I7**)	F40.2	目前	X173
—受伤型 (第 133 页/**I8**)	F40.2	目前	X174
—情境型 (第 133 页/**I9**)	F40.2	目前	X175
—其他场合或事情型 (第 133 页/**I10**)	F40.2	目前	X176
分离焦虑障碍 (第 133 页/**I11**)	F93.0	目前	X177
囤积障碍 (第 134 页/**I12**)	F42.8	目前	X178
躯体变形障碍 (第 134 页/**I13**)	F45.2	目前	X179
拔毛癖（拔毛障碍） (第 134 页/**I14**)	F63.3	目前	X180
抓痕（皮肤搔抓）障碍 (第 134 页/**I15**)	L98.1	目前	X181
失眠障碍 (第 134 页/**I16**)	F51.0	目前	X182
嗜睡障碍 (第 134 页/**I17**)	F51.1	目前	X183
神经性厌食 (第 134 页/**I18**)			
—限制型 (第 134 页/**I19**)	F50.0	目前	X184
—暴食/清除型 (第 134 页/**I20**)	F50.0	目前	X185
神经性贪食 (第 134 页/**I21**)	F50.2	目前	X186
暴食障碍 (第 134 页/**I21**)	F50.8	目前	X187
回避性/限制性摄食障碍 (第 135 页/**I22**)	F50.8	目前	X188
躯体症状障碍 (第 135 页/**I23**)	F45.1	目前	X189
疾病焦虑障碍 (第 135 页/**I24**)	F45.2	目前	X190
间歇性爆发性障碍 (第 135 页/**I25**)	F63.8	目前	X191
赌博障碍 (第 135 页/**I26**)	F63.0	目前	X192

按重要性顺序填入总评分表中存在诊断的相应 **X** 变量号 (注: 若变量号位数少于 3 位, 前面的空位补 "0", 例如 "X8" 填成 "X008"; 若诊断少于 5 个, 余下的诊断填 "X999"; 若无任何诊断, 填满 "X999"。):	
X _ _ _ /**X** _ _ _ /**X** _ _ _ /**X** _ _ _ /**X** _ _ _	X197-X201
检查者根据整个过程判断: 患者合作程度 (1=差, 2=一般, 3=好)	___ X202
患者理解程度 (1=差, 2=一般, 3=好)	___ X203
信息可靠程度 (1=差, 2=一般, 3=好)	___ X204
诊断把握程度 (1=差, 2=一般, 3=好)	___ X205

最近 1 个月社会功能的评估

近一个月内，心理或精神问题（说出上述承认的症状）对您本人（患者本人）以下几个方面的影响程度如何？我们把影响程度分为 5 个等级：无影响、小、中、大和巨大的影响。 (0=无影响, 1=小, 2=中, 3=大, 4=巨大) 注: 分别记录本人或家属的答案和检查者观察所得的评估。		本人/家属	检查者	
	① 工作/学习能力	＿＿	＿＿	Y1, Y2
	② 日常生活	＿＿	＿＿	Y3, Y4
	③ 精神状况	＿＿	＿＿	Y5, Y6
	④ 社会交往	＿＿	＿＿	Y7, Y8
	⑤ 自我料理	＿＿	＿＿	Y9, Y10

此处评估应在一个从最佳功能到严重受损功能的连续谱上考虑心理、社会及职业功能状况，包括由于身体缺陷或精神不健全所造成的功能损害。功能损害必须是精神和躯体问题所造成的直接后果才能被计入；由于缺乏机会和其他环境限制所造成的后果不应考虑在内。

参考下列标准评定最近一个月中功能最差一周的最低功能水平： ＿＿ ＿＿ ＿＿　Y11
(可采用中间水平的评分，如 45、68、72)

91—100	在大部分领域中活动功能极好。
81—90	各方面功能良好，能有效地工作和社交。
71—80	社交、工作、学习功能至多有轻度损害 (例如，偶发的人际冲突，学校功课暂时落后)。
61—70	社交、工作、学习存在一些困难，但功能基本良好，拥有一些有意义的人际关系。
51—60	社交、工作、学习存在中等程度的困难 (例如，很少有朋友，与同伴或同事发生冲突)。
41—50	社交、工作、学习功能严重受损 (例如，没有朋友，不能保住工作)。
31—40	几方面的功能严重受损，像工作、学习或家庭关系 (例如，抑郁的男性回避朋友、忽视家庭且不能工作；儿童常常殴打更小的儿童、在家里胆大妄为且学业失败)。
21—30	几乎所有方面的功能均无法执行 (例如，整天卧床，没有家庭或朋友，不能工作)。
11—20	偶尔不能保持最低限度的个人卫生；无法独立生活。
1—10	持续地不能保持最低限度的个人卫生；或者，在生活中会伤害自己或他人，因此需要相当多的外部支持 (例如，护理和监管)。
0	资料不足。

最近 1 个月生活质量评定表

下面我们想从几个方面了解您最近一个月的生活质量。我们把生活质量分为 5 个等级：非常好、好、一般、差和非常差。 (1=非常好, 2=好, 3=一般, 4=差, 5=非常差) 注: 分别记录本人/家属的答案以及检查者将患者与相匹配的正常人相比所得的评估。		本人/家属	检查者	
	① 您的身体状况怎样？	＿＿	＿＿	Y12, Y13
	② 您的精神心理状况怎样？	＿＿	＿＿	Y14, Y15
	③ 您的经济状况怎样？	＿＿	＿＿	Y16, Y17
	④ 您的工作 (学习、做农活) 状况怎样？	＿＿	＿＿	Y18, Y19
	⑤ 您与家人的关系怎样？	＿＿	＿＿	Y20. Y21
	⑥ 您与其他人的关系怎样？	＿＿	＿＿	Y22, Y23

精神病家族史评定表

您本人（患者本人）健在或去世的所有有血缘关系的亲属中，任何时候是否有人因上述问题或其他精神或心理方面的问题看过病、寻求过其他帮助或 1 个月以上无法履行日常职责？

否　　　　是　　Y24

跳至
第 20 页

根据这些亲属的情况按下面的编码填表（如少于 5 个亲属，余下的行放空）

(a)	(b)	(c)	(d)	(e)	(f)	
与患者关系的名称	关系的相应编码	医生或提供帮助的人对这个问题的结论（诊断）或解释（病因）是什么？	是否因精神方面的问题住过院？(1=否, 3=是, 9=不详)	检查者的诊断类型	检查者对诊断的把握度(0=差, 1=一般, 2=好)	
						Y25—Y30
						Y31—Y36
						Y37—Y42
						Y43—Y48
						Y49—Y54

(b 列的编码）与患者关系的编码：

一级亲属	父系	母系	旁系	
10=父亲 11=母亲 12=哥哥 13=弟弟 14=姐姐 15=妹妹 16=儿子 17=女儿	21=祖父 22=祖母 23=父亲的兄弟 24=父亲兄弟的孩子（堂兄妹） 25=父亲的姐妹（姑姑） 26=父亲姐妹的孩子（姑表兄妹） 29=其他父系亲属	31=外祖父 32=外祖母 33=母亲的兄弟（舅舅） 34=母亲兄弟的孩子（舅表兄妹） 35=母亲的姐妹（姨） 36=母亲姐妹的孩子（姨表兄妹） 39=其他母系亲属	41=兄弟的孩子 42=姐妹的孩子 43=其他旁系亲属 88=其他（＿＿＿＿） 99=不详	Y55

(e 列的编码）疾病诊断名称编码：

心境障碍	精神病性障碍	成瘾障碍	焦虑障碍	强迫障碍	其他精神或行为障碍
01=双相Ⅰ型障碍 02=双相Ⅱ型障碍 03=其他双相障碍 04=重性抑郁障碍 05=持续性抑郁障碍 06=未特定抑郁障碍 07=由于其他躯体疾病所致的心境障碍 08=物质/药物所致的心境障碍	09=精神分裂症 10=精神分裂样障碍 11=分裂情感障碍 12=妄想障碍 13=短暂精神病性障碍 14=由于其他躯体疾病所致的精神病性障碍 15=物质/药物所致的精神病性障碍 16=未特定精神病性障碍	17=酒精 18=镇静剂/催眠药/抗焦虑药 19=大麻类 20=兴奋剂 21=阿片类 22=可卡因 23=致幻剂/PCP 24=其他物质 25=赌博障碍 26=网络游戏障碍	27=惊恐障碍 28=广场恐惧症 29=社交恐惧症 30=特定恐惧症 31=广泛性焦虑症 32=由于其他躯体疾病所致的焦虑障碍 33=物质/药物所致的焦虑障碍 34=未特定焦虑障碍	35=强迫症 36=躯体变形障碍 37=拔毛癖 38=抓痕障碍	39=神经性厌食 40=神经性贪食 41=暴食障碍 42=适应障碍 43=创伤后应激障碍 44=躯体症状障碍 45=疾病焦虑障碍 46=未特定躯体症状障碍 47=间歇性爆发性障碍 48=偷窃狂 49=纵火狂 50=未特定破坏性、冲动控制及品行障碍 51=智力障碍 52=痴呆 53=自杀行为障碍 54=非自杀性自我伤害 75=其他类型精神障碍 99=不详

求医方式评定表

填表步骤：1.询问患者对(1)栏列出的所有求医方式的态度　2.对所有在(1)栏编码为 3,4 或 5 的方式填写(2)栏次数和(3)栏首次看的时间信息
3.对所有在(1)栏编码为 3,4 或 5 的方式的态度　4.同时考虑所有在(1)栏编码为 3,4 或 5 的方式逐行填写(4)栏至(13)栏的信息，在(14)栏记录其相对重要性

	(1) 态度	(2) 次序	(3) 首次看的年月	(4) 地方	(5) 次数	(6) 最近半年次数	(7) 介绍人	(8) 决定人	(9) 路途时间	(10) 解释方式	(11) 处理方法 A	B	C	(12) 花费	(13) 满意程度	(14) 重要性	
	x	xx	xxxx	x	xx	xx	xx	xx	xxxx	xx	xxx	xxx	xxx	xxxxxx	x	xx	
01 亲戚																	Z101–Z117
02 同事、朋友、邻居																	Z118–Z134
03 个体西医																	Z135–Z151
04 个体中医																	Z152–Z168
05 巫医																	Z169–Z185
06 气功者																	Z186–Z202
07 综合医院普通内科门诊																	Z203–Z219
08 综合医院神经内科门诊																	Z220–Z236
09 综合医院的精神科门诊																	Z237–Z253
10 综合医院住院																	Z254–Z270
11 中医院门诊																	Z271–Z287
12 中医院住院																	Z288–Z304
13 精神专科医院门诊																	Z305–Z321
14 精神专科医院住院																	Z322–Z338
15 社区里的心理治疗机构																	Z339–Z355
16 公共卫生机构																	Z356–Z372
17 残疾人联合会																	Z373–Z389
18 社区的保健所																	Z390–Z406
19 社区的药房																	Z407–Z423
20 庙宇																	Z424–Z440
21 读报纸、杂志后得到的启示																	Z441–Z457
22 网站咨询																	Z458–Z474
23 电话咨询																	Z475–Z491
88 其他（在备注处描述）																	Z492–Z508

备注：　Z509